ENDOMETRIOSE

THINGS YOU SHOULD KNOW

(QUESTIONS ET REPONSES)

Rumi Michael Leigh

Introduction

Je voudrais vous remercier et vous féliciter d'avoir acheté ce livre, « Endométriose, things you should know (questions et réponses) ».

Ce livre vous aidera à comprendre, réviser, avoir une bonne connaissance générale et connaître le vocabulaire qui concerne l'endométriose et de ses effets sur l'organisme.

Merci encore d'avoir acheté ce livre. J'espère que vous l'apprécierez!

Table des matières

Section 1

1) Qu'est-ce que l'endométriose ?

- L'endométriose est la croissance anormale du tissu endométrial en dehors de l'utérus.

2) Qu'est-ce que l'endomètre ?

- L'endomètre est la muqueuse de l'utérus.

3) L'endomètre peut-il être trouvé dans d'autres parties du corps ?

- Oui, l'endomètre peut être trouvé dans d'autres parties du corps.

4) Quelle est la fonction principale de l'utérus ?

- La fonction principale de l'utérus est de nourrir le fœtus.

5) Est-ce que l'endométriose peut être guéri ?

- Non, l'endométriose est incurable.

6) L'endométriose est-elle contagieuse ?

- Non, l'endométriose n'est pas contagieuse.

7) L'endométriose peut-elle être prévenue ?

- Non, l'endométriose ne peut pas être prévenue.

8) Une femme peut-elle tomber enceinte même avec l'endométriose ?

\- Oui, une femme peut tomber enceinte même avec l'endométriose.

9) Dans quelle partie du corps l'endométriose est-elle la plus présente ?

\- L'endométriose est plus présente sur les ovaires.

10) L'endométriose est-elle une maladie chronique ?

\- Oui, l'endométriose est une maladie chronique.

Section 2

1) Qu'est-ce qu'une maladie chronique ?

- Une maladie chronique est une maladie qui dure longtemps.

2) L'endométriose est-elle un problème de santé courant ?

- Oui, l'endométriose est un problème de santé courant.

3) L'endométriose est-elle maligne ou bénigne ?

- L'endométriose est bénigne.

4) Qu'est-ce qu'une maladie bénigne ?

- Une maladie bénigne est une maladie non nocive et non cancéreuse.

5) Qu'est-ce qu'une maladie maligne ?

- Une maladie maligne est une maladie grave, nocive et cancéreuse.

6) L'endométriose peut-elle affecter les femmes de tout âge ?

- Oui, l'endométriose peut affecter les femmes de tout âge.

7) Quelle est l'origine de l'endométriose ?

- L'origine de l'endométriose est inconnue.

8) Quelles sont certaines hypothèses de l'origine de l'endométriose ?

- Certaines hypothèses de l'origine de l'endométriose sont des facteurs génétiques, une maladie, une infection, etc.

9) Combien y a-t-il de stades de l'endométriose ?

- Il y a quatre stades de l'endométriose.

10) Quelles sont les quatre stades de l'endométriose ?

- Les quatre stades de l'endométriose sont le stade minimal, le stade léger, le stade modéré et le stade sévère.

Section 3

1) Quels sont les facteurs de risque de l'endométriose ?

- Les facteurs de risque d'endométriose comprennent les antécédents familiaux, l'âge, les antécédents menstruels, un utérus anormal, etc.

2) Les symptômes de l'endométriose sont-ils toujours les mêmes chez la femme ?

- Non, les symptômes de l'endométriose ne sont pas toujours les mêmes chez la femme. Les symptômes peuvent varier.

3) Quels sont les symptômes de l'endométriose ?

- Les symptômes de l'endométriose comprennent les douleurs menstruelles, la fatigue, les douleurs lors de la miction pendant les règles, les douleurs lors du passage des selles pendant les règles, les douleurs pelviennes, les douleurs lombaires, les douleurs pendant ou après les rapports sexuels, la constipation, la diarrhée, les problèmes de peau, la dépression, les sautes d'humeur, les règles abondantes, les nausées, la dyschésie, les crampes abdominales, l'anxiété, etc.

4) Les douleurs menstruelles sont-elles normales ?

- Oui, les douleurs menstruelles sont normales.

5) Qu'est-ce que la dysménorrhée ?

- La dysménorrhée signifie règles douloureuses.

6) Qu'est-ce que la ménarche ?

- La ménarche est la première période menstruelle.

7) Qu'est-ce que la dyspareunie ?

- La dyspareunie est une douleur pendant les rapports sexuels.

8) Qu'est-ce que la dyschésie ?

- La dyschésie est une douleur ressentie lors des selles.

9) Quel est le symptôme le plus courant de l'endométriose ?

- Le symptôme le plus courant de l'endométriose est la douleur.

Section 4

1) Qu'est-ce que l'ovulation ?

- L'ovulation fait partie du cycle menstruel. C'est la libération de l'ovule mature par l'ovaire.

2) Quelle est la fonction des ovaires ?

- La fonction des ovaires est la production d'ovocytes et d'hormones de reproduction.

3) Que sont les ovocytes ?

- Les ovocytes sont des œufs (ovules).

4) Qu'est-ce qu'une grossesse extra-utérine ?

- Une grossesse extra-utérine se produit lorsqu'un ovule fécondé se développe à l'extérieur de l'utérus.

5) Qu'est-ce qu'un progestatif ?

- Un progestatif est une hormone stéroïde qui se fixe et active les récepteurs de la progestérone.

6) Qu'est-ce que l'œstrogène ?

- L'œstrogène est l'une des hormones sexuelles féminines.

7) Que fait l'alcool aux niveaux d'œstrogène ?

- L'alcool augmente les niveaux d'œstrogène.

8) Qu'est-ce que la progestérone ?

- La progestérone est une hormone stéroïde féminine libérée par les ovaires.

Section 5

1) Qu'est-ce que l'aménorrhée ?

- L'aménorrhée est définie comme l'absence de menstruation.

2) Qu'est-ce que la menstruation ?

- La menstruation est un processus normal d'écoulement du sang des tissus de l'utérus par le vagin au cours du cycle menstruel d'une femme.

3) Comment la menstruation est-elle aussi appelée ?

- La menstruation est aussi appelée période.

4) Quand commence la menstruation ?

- La menstruation commence à la puberté.

5) Quand la menstruation se termine-elle ?

- La menstruation se termine à la ménopause.

6) Quels sont les effets secondaires d'un taux d'œstrogène insuffisant chez les femmes ?

- Les effets secondaires d'un taux insuffisant d'œstrogène chez les femmes comprennent la fatigue, les bouffées de chaleur, les sautes d'humeur, l'ostéoporose, la sécheresse vaginale, etc.

7) Qu'est-ce qu'une bouffée de chaleur ?

- Une bouffée de chaleur est une sensation soudaine de chaleur intense dans la partie supérieure du corps.

8) Peut-on traiter les bouffées de chaleur ?

- Oui, les bouffées de chaleur peuvent être traitées.

9) Quel est le traitement des bouffées de chaleur ?

- Les bouffées de chaleur peuvent être traitées avec des médicaments ou un traitement hormonal.

10) Qu'est-ce que l'hormonothérapie ?

- L'hormonothérapie est une thérapie qui consiste à utiliser des œstrogènes ou/et de la progestérone.

Section 6

1) Qu'est-ce que l'ostéoporose ?

- L'ostéoporose est une perte anormale de la densité osseuse.

2) Qu'est-ce qu'un risque important d'ostéoporose ?

- L'ostéoporose peut entraîner une fracture osseuse.

3) Qu'est-ce que la ménopause ?

- La ménopause est la fin naturelle du cycle menstruel d'une femme.

4) Qu'est-ce que l'urostomie ?

- L'urostomie est une intervention chirurgicale qui crée une ouverture dans la paroi abdominale qui permet à l'urine de passer à travers.

5) Qu'est-ce que la colostomie ?

- La colostomie est une intervention chirurgicale qui crée une ouverture appelée stomie dans le côlon.

6) Qu'est-ce qu'un implant endométrial ?

- Un implant endométrial est un tissu endométrial qui se développe à l'extérieur de l'utérus.

7) Que sont les viscères ?

- Les viscères sont les organes internes du corps.

8) Qu'est-ce que l'épisiotomie ?

- L'épisiotomie est une incision chirurgicale pratiquée dans le périnée lors de l'accouchement.

9) Comment l'épisiotomie pourrait-elle aussi s'appeler ?

- L'épisiotomie pourrait aussi être appelée périnéotomie.

10) Qu'est-ce que le périnée ?

- Le périnée est la région entre le vagin et l'anus.

11) Qu'est-ce que la fibrose ?

- La fibrose est le processus de cicatrisation d'un tissu.

12) Qu'est-ce qu'un tissu cicatriciel ?

- Un tissu cicatriciel est le tissu qui remplace les tissus sains et endommagés. C'est un processus naturel de guérison du corps.

13) Que sont les fibromes utérins ?

-   Les fibromes utérins sont des tumeurs bénignes situées dans la paroi utérine.

Section 7

1) Quelles sont les complications courantes de l'endométriose ?

- Les complications courantes de l'endométriose comprennent l'infertilité, les problèmes de vessie, les problèmes intestinaux, les kystes ovariens, etc.

2) Qu'est-ce qu'un kyste ovarien ?

- Un kyste ovarien est une poche ou un sac rempli de fluides dans ou sur l'ovaire.

3) Les kystes ovariens sont-ils fréquents ?

- Oui, les kystes ovariens sont fréquents.

4) Sous quel nom le kyste ovarien est-il également connu ?

- Le kyste ovarien est également connu sous le nom d'endométriome.

5) Qu'est-ce que l'endométriome ?

- L'endométriome est un kyste qui se forme lorsque des tissus endométriaux se trouvent dans ou sur les ovaires.

6) Les kystes ovariens nécessitent-ils généralement un traitement ?

- Non, la plupart des kystes ovariens ne nécessitent généralement pas de traitement.

7) Quels sont les deux principaux types de kyste de l'ovaire ?

- Les deux principaux types de kystes ovariens sont les kystes ovariens fonctionnels et les kystes ovariens pathologiques.

8) Que sont les kystes ovariens fonctionnels ?

- Les kystes ovariens fonctionnels font partie du cycle menstruel et ont une courte durée.

9) Que sont les kystes ovariens pathologiques ?

- Les kystes ovariens pathologiques sont des kystes dus à une croissance cellulaire anormale.

10) Quel est le type le plus courant de kystes ovariens ?

- Le type le plus courant de kystes ovariens est les kystes ovariens fonctionnels.

Section 8

1) Existe-t-il un traitement pour l'endométriose ?

- Oui, il existe un traitement pour l'endométriose.

2) Quels sont les traitements de l'endométriose ?

- Les traitements de l'endométriose comprennent les analgésiques, la chirurgie, l'hystérectomie, les médicaments hormonaux, les contraceptifs, les analogues de la gonadolibérine (GnRH), l'implant contraceptif, etc.

3) Donner des exemples de deux analgésiques couramment utilisés pour le traitement de l'endométriose.

- Le paracétamol et l'ibuprofène sont des exemples courants d'analgésiques utilisés pour le traitement de l'endométriose.

4) Quelle est la fonction de la gonadolibérine (GnRH) ?

- La gonadolibérine permet la sécrétion de l'hormone folliculo-stimulante (FSH) et de l'hormone lutéinisante (LH).

5) Que sont les analogues de l'hormone de libération des gonadotrophines ?

\- Les analogues de l'hormone de libération des gonadotrophines sont des hormones synthétiques qui diminuent la production d'œstrogène.

6) Qu'est-ce que l'hystérectomie ?

\- L'hystérectomie est l'ablation chirurgicale de l'utérus.

7) Qu'est-ce qu'un patch contraceptif ?

\- Un patch contraceptif est un patch mis sur la peau afin d'éviter une grossesse.

8) Qu'est-ce que le système intra-utérin ?

\- Le système intra-utérin est un dispositif qui est mis dans l'utérus. Ce dispositif libère un progestatif afin d'éviter une grossesse.

9) Qu'est-ce que la neuropathie ?

\- La neuropathie est une lésion des nerfs.

10) Que sont les neurotransmetteurs ?

\- Les neurotransmetteurs sont les messagers chimiques du corps.

Section 9

1) Qu'est-ce que l'histologie ?

- L'histologie est l'étude des tissus.

2) Comment l'endométriose est-elle diagnostiquée ?

- L'endométriose peut être diagnostiquée avec un scanner, une IRM, une échographie et des examens pelviens, etc.

3) Qu'est-ce qu'un scanner ?

- Un scanner est une imagerie médicale qui utilise des ordinateurs et des rayons X rotatifs pour créer des images du corps.

4) Qu'est-ce que l'IRM ?

- L'IRM est une imagerie par résonance magnétique qui crée des images du corps à l'aide d'un ordinateur, d'ondes radio et de puissants champs magnétiques.

5) Qu'est-ce qu'une échographie ?

- Une échographie est un test médical qui crée une image du corps à l'aide d'ondes sonores.

6) Qu'est-ce que la biopsie ?

- La biopsie est le prélèvement d'un échantillon de tissu du corps pour des examens médicaux.

7) Qu'est-ce que la laparoscopie ?

- La laparoscopie est une intervention chirurgicale qui permet d'examiner avec une caméra l'intérieur de l'abdomen et du bassin à travers de petites incisions.

8) Qu'est-ce que la cautérisation ?

- La cautérisation est une procédure médicale qui consiste à brûler une partie du corps.

Section 10

1) Les femmes ont-elles de la testostérone ?

- Oui, la testostérone peut être trouvée chez les femmes.

2) Quelle est la fonction des trompes de Fallope ?

- Les trompes de Fallope relient les ovaires et l'utérus.

3) Les tissus cicatriciels peuvent-ils bloquer les trompes de Fallope ?

- Oui, les tissus cicatriciels peuvent bloquer les trompes de Fallope.

4) Qu'est-ce que le péritoine ?

- Le péritoine est un tissu séreux qui tapisse les parois abdominales et recouvre les viscères abdominaux.

5) Que sont les adhérences ?

- Les adhérences se produisent lorsque les organes se collent en raison des cicatrices causées par l'endométriose.

6) L'endométriose peut-elle affecter le nerf sciatique ?

- Oui, l'endométriose peut affecter le nerf sciatique.

7) Qu'est-ce que la sciatique ?

- La sciatique est une douleur due à une lésion du nerf sciatique.

8) Comment la sciatique est-elle aussi appelée ?

- La sciatique est aussi appelée névrite sciatique.

9) Comment le nerf sciatique est-il aussi appelé ?

- Le nerf sciatique est aussi appelé nerf ischiatique.

10) Quel est le nerf le plus long du corps ?

- Le nerf sciatique est le nerf le plus long du corps.

Conclusion

Merci encore d'avoir acheté ce livre. J'espère que cela vous a aidé dans votre cheminement vers la compréhension de l'endométriose et de ses effets sur le corps.

Si vous avez aimé ce livre, pourriez-vous, s'il vous plaît, le commenter et l'évaluer? Ce serait apprécié.

Merci.